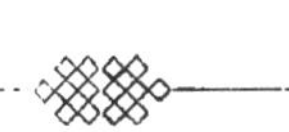

DES SONDES
ET DES BOUGIES

EN

GÉLATINE INDESTRUCTIBLE DE L'IVOIRE.

MÉMOIRE LU A L'ACADÉMIE ROYALE DE MÉDECINE DE PARIS, LE 2 JUIN 1840,

Par J.-J. CAZENAVE,

Médecin à Bordeaux, membre correspondant de l'Académie royale de Médecine de Paris, des Sociétés Huntérienne de Londres, médico-chirurgicales de Bologne et de Berlin, des Sciences médicales et naturelles de Bruxelles, de Bruges, des Sociétés de Médecine de Hanovre, de la Nouvelle-Orléans, de Lyon, de Toulouse, de Marseille, de la Société des Médecins du grand-duché de Baden, et secrétaire-général de la Société médicale d'Emulation de Bordeaux.

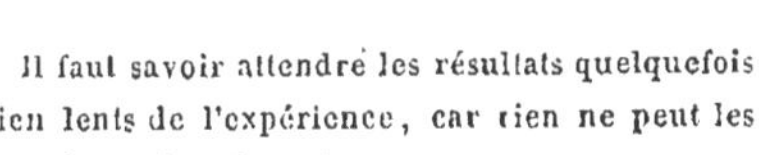

Il faut savoir attendre les résultats quelquefois bien lents de l'expérience, car rien ne peut les remplacer dans les sciences.

F. LALLEMAND, *Observations sur les Maladies des organes génito-urinaires.*

A PARIS,

CHEZ J.-B. BAILLIÈRE,

LIBRAIRE DE L'ACADÉMIE ROYALE DE MÉDECINE,
Rue de l'Ecole de Médecine, 17.

A LONDRES,

CHEZ H. BAILLIÈRE, 219, REGENT-STREET.

1841.

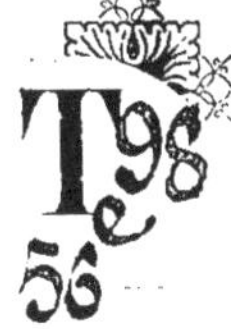
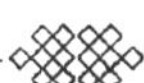
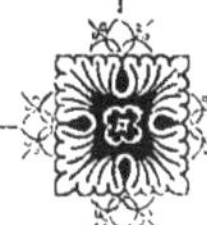

DES SONDES ET DES BOUGIES

EN

GÉLATINE INDESTRUCTIBLE DE L'IVOIRE;

Mémoire lu à l'Académie royale de Médecine de Paris

LE 2 JUIN 1840,

PAR J.-J. CAZENAVE,

Médecin à Bordeaux, membre correspondant de l'Académie royale de Médecine de Paris, des Sociétés Huntérienne de Londres, médico-chirurgicales de Bologne et de Berlin, des Sciences médicales et naturelles de Bruxelles, de Bruges, des Sociétés de Médecine de Hanovre, de la Nouvelle-Orléans, de Lyon, de Toulouse, de Marseille, de la Société des Médecins du grand-duché de Baden, et secrétaire-général de la Société médicale d'Emulation de Bordeaux.

> Il faut savoir attendre les résultats quelquefois bien lents de l'expérience, car rien ne peut les remplacer dans les sciences.
>
> F. LALLEMAND, *Observations sur les Maladies des organes génito-urinaires.*

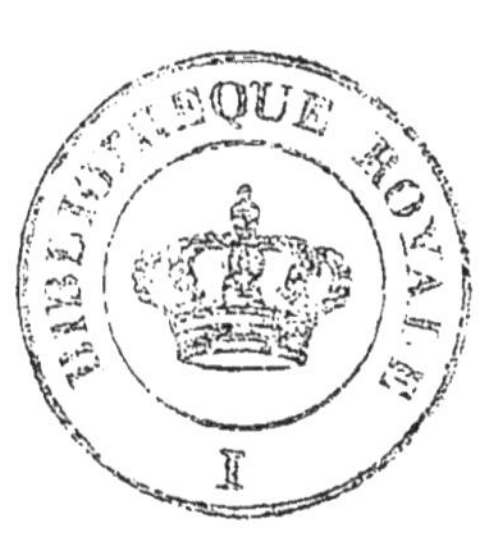

A PARIS,

CHEZ J.-B. BAILLIÈRE,

LIBRAIRE DE L'ACADÉMIE ROYALE DE MÉDECINE,
Rue de l'Ecole de Médecine, 17.

A LONDRES,

CHEZ H. BAILLIÈRE, 219, REGENT-STREET.

1841.

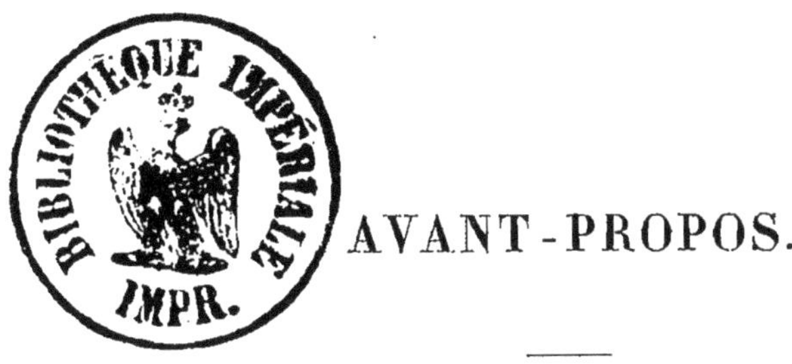

AVANT-PROPOS.

J'ai très-souvent été appelé à traiter des maladies
de la vessie et de l'urèthre depuis quinze ans, et
conséquemment à expérimenter sur une grande
échelle tout ce que la science possède de médica-
tions et de procédés opératoires propres à combattre
ces affections si fréquentes et si souvent accom-
pagnées des accidens les plus graves. Les rétrécissemens de l'urèthre ont surtout fixé mon attention,
et je me suis parfois demandé s'il ne serait pas pos-
sible d'arriver à mieux qu'on n'a pu le faire jusqu'au
moment actuel pour guérir des malades qui souffrent
si long-temps et si cruellement de leurs difficultés
d'uriner, ou de leurs rétentions d'urine.

La dilatation, la cautérisation, les injections et
le cathétérisme forcés, l'incision excentrique ou les
scarifications, et l'incision de dehors en dedans ou
la boutonnière, tels sont les procédés à l'aide des-
quels on traite maintenant les rétrécissemens de
l'urèthre. Mais, bien que la thérapeutique de ces
redoutables maladies ait fait des progrès incontestables depuis dix-sept ou dix-huit ans, et que des
médecins fort distingués aient doté la science d'in-

vj

ventions assurément fort ingénieuses, il n'en est pas moins vrai qu'il reste beaucoup à faire pour arriver à un mode de traitement *positif*, exempt de dangers, procurant des guérisons radicales et durables, à un traitement enfin qui satisfasse à la fois aux besoins de la science et de l'humanité (1).

Quoique j'aie beaucoup étudié la matière, que j'aie quelque habitude du cathétérisme, et que je compte ma bonne part de succès, je n'en dois pas moins avouer que j'ai souvent échoué, et que, comme Ducamp, MM. Lallemand, Amussat, Leroy d'Etiolles, Civiale, Pasquier, Mayor, Ségalas, Tanchou et quelques autres notabilités chirurgicales, j'ai eu le regret de ne pas guérir un certain nombre de malades dont la vie était empoisonnée par des douleurs atroces, et des infirmités qui étaient un objet de dégoût pour leurs proches eux-mêmes. Les besoins de la science et de l'humanité, sur le point de chirurgie dont je m'occupe ici, ont été si bien compris par l'Académie royale

______

(1) Dans la séance de l'Académie de médecine, du 11 juin 1839, M. le professeur Gerdy analysa et critiqua la plupart des moyens explorateurs, les procédés nombreux de dilatation, de cautérisation et d'incision, insista sur la fréquence des récidives, sur l'insuffisance du traitement dans beaucoup de cas, et parut disposé à conclure que la science et la pratique n'avaient pas beaucoup gagné à tant de perfectionnemens.

de médecine de Paris, qu'elle s'empressa d'accepter, il y a trois ans, les *trente mille francs* que le marquis Lebascle d'Argenteuil lui légua par les dispositions testamentaires suivantes : « Je lègue à l'Académie de médecine de Paris la somme de *trente mille francs* pour être placée, avec les intérêts qu'elle produira du jour de mon décès, en rentes sur l'Etat, dont le revenu accumulé sera donné tous les six ans à l'auteur du perfectionnement le plus important apporté pendant cet espace de temps aux moyens curatifs des rétrécissemens de l'urèthre. Dans le cas, mais dans ce cas seulement, où, pendant une période de six ans, cette partie de l'art de guérir n'aurait pas été l'objet d'un perfectionnement assez notable pour mériter le prix que j'institue, l'Académie pourra l'accorder à l'auteur du perfectionnement le plus important apporté dans ces six ans au traitement des autres maladies des voies urinaires. »

L'Académie de médecine décida que ce prix serait décerné en 1844; sa valeur sera de *huit mille deux cent trente-huit francs,* et des intérêts de cette somme cumulés pendant ces six années (1).

---

(1) Ce legs, que l'Académie doit à la sollicitude éclairée du savant et modeste docteur Villeneuve, l'un de ses membres, ce legs n'est point le seul qui ait honoré la philanthropie du marquis d'Argenteuil; il a encore donné cent cinquante mille francs

viij

Bien que je ne me sois jamais cru appelé à faire faire un grand pas à la chirurgie, et que je ne sois pas de taille à me mesurer avec quelques hommes de génie qui m'ont devancé dans la carrière, il m'a semblé néanmoins qu'à force d'expérience et de méditations je pourrais m'engager avec quelque fruit dans la voie des améliorations et du progrès.

Ce travail sur les sondes et les bougies en gélatine indestructible de l'ivoire, n'est en quelque sorte que l'introduction d'un ouvrage de longue haleine sur les maladies des organes génito-urinaires que je publierai très-incessamment, je l'espère, et dans lequel je m'occuperai spécialement des rétrécissemens de l'urèthre, de la prostatite lenté ou chronique, et de la lithotritie.

N. B. *Les dépôts des sondes et des bougies en gélatine indestructible de l'ivoire sont établis chez MM. CHARRIÈRE, fabricant d'instrumens de chirurgie, rue de l'Ecole-de-Médecine, 7, à Paris; et REYMOND, pharmacien, rue du Faubourg Saint-Honoré, 108, à Paris.*

---

pour la fondation de dix lits dans un hôpital, et quarante mille francs à la Société d'encouragement de l'industrie nationale , pour récompenser chaque année les progrès qu'on pourra faire faire à quelque partie de notre industrie sur laquelle la France serait restée en arrière de quelque autre pays.

DES SONDES ET DES BOUGIES

EN

GÉLATINE INDESTRUCTIBLE DE L'IVOIRE.

PREMIÈRE PARTIE.

Des sondes et des bougies flexibles.

LE nom de l'inventeur des bougies n'est pas connu, mais l'usage de ces instrumens paraît être fort ancien, et remonterait au seizième siècle d'après Alphonse Ferri. Quoi qu'il en soit, ce ne fut que vers l'an 1551 qu'André Lacuna et Amatus Lusitavus en revendiquèrent la découverte, le premier en faveur d'un charlatan portugais nommé Philippe, et le second au profit du professeur Aldereto, médecin de Salamanque. La composition de ces premières bougies fut modifiée plus tard par Roncalli, Benevoli, Moreyra, Christophe de Vega, Jean le Français, etc., qui donnèrent des propriétés escarotiques à presque toutes celles qu'ils fabriquaient eux-mêmes (1).

L'histoire des bougies flexibles en parchemin roulé, en baleine, en plomb, en étain (Smith), emplastiques, de cire et de corde à boyau, des sondes en cuir, en corne et à spirales métalliques, étant écrite dans toutes les monographies sur les maladies des organes génito-urinaires, et dans les articles de dictionnaire qui sont afférens à la matière, je ne m'y arrêterai pas, bien que quelques-

---

(1) Voici ce qu'on trouve dans l'*Histoire de la Médecine*, par Kurt Sprengel, relativement à l'invention des bougies : « ...... Philippe, chirurgien de Lisbonne, se donna pour l'inventeur des bougies, et parcourut le monde entier afin de s'enrichir par le débit de ce nouveau remède. François Diaz, professeur à Alcala de Hénarez, lui en attribue sérieusement la découverte, mais lui donne à tort le titre d'apothicaire, et raconte qu'un marchand portugais, nommé Romano, recommandait également les bougies dans tous les pays qu'il parcourait, suivant l'usage des charlatans. Mais Amatus de Portugal contredit cette assertion : il assure avoir parfaitement bien connu Philippe à Lisbonne, et ajoute lui avoir enseigné l'usage des bougies en 1541, lorsque l'empereur déclara la guerre à Tunis. Il cite trois Portugais à témoin de la vérité de ce qu'il avance, mais ajoute être redevable de la connaissance des bougies à son maître Aldarète, professeur de Salamanque. Ce récit me paraît avoir plus de vraisemblance que l'autre en sa faveur, de sorte qu'Amatus serait celui qui contribua surtout à répandre l'usage des bougies. » Kurt Sprengel, *Histoire de la médecine, traduite de l'allemand sur la seconde édition,* par A.-J.-L. Jourdan, t. 3, p. 388. Paris, 1815.

uns de ces instrumens (*bougies emplastiques, de cire et de corde à boyau*) soient restés dans la pratique, et rendent encore de véritables services.

Des sondes et des bougies dites de gomme élastique (1).

A part quelques cas exceptionnels dans lesquels il faut se servir des bougies molles dont je viens de parler, les sondes et les bougies de gomme élastique bien préparées, pleines ou creuses, mais souples, sont les meilleurs instrumens connus jusqu'à ce jour, et peuvent être regardés comme un des plus grands perfectionnemens de la chirurgie moderne. Néanmoins, et malgré ces avantages, qui sont incontestables, les praticiens ont signalé depuis long-temps les inconvéniens attachés à l'usage des sondes et des bougies en tissus vernis, dites de caoutchouc, et j'ai pu moi-même, dans la grande majorité des cas de maladies des organes génito-urinaires que j'ai été appelé à traiter, pressentir combien il serait heureux pour les malades qu'on pût remplacer avantageusement ces instrumens défectueux à plus d'un titre. Qui ne sait, en

---

(1) Les sondes et les bougies dites de gomme élastique sont des tissus en soie que l'on plonge à plusieurs reprises dans le mélange suivant :

Huile de lin rendue siccative par la litharge..	1 partie.
Succin..	$\frac{1}{3}$ partie.
Huile de térébenthine.............................	$\frac{1}{4}$ partie.
Caoutchouc..	$\frac{1}{20}$ partie.

effet, qu'ils se détériorent souvent sans avoir servi, soit à cause de leur ancienneté, soit parce que l'action dessiccative de l'air sur l'huile de lin qui les recouvre scarifie leur surface ; qu'ils deviennent rugueux, inégaux, s'éraillent, se dessèchent et deviennent cassans ; qu'il faut les renouveler très-souvent, tantôt pour les nettoyer, et tantôt pour qu'ils n'aient pas le temps de s'encroûter de matière saline qui pourrait déchirer l'urèthre en sortant, ou dont les fragmens formeraient, en se détachant dans la vessie, la base de calculs plus volumineux ? Qui ne sait encore qu'ils fatiguent l'urèthre par leur élasticité même et par leur tendance à se redresser pour peu qu'ils aient de volume, et que, comme corps mécaniques, ils ne peuvent être substitués de tous points aux bougies emplastiques, ainsi que Sœmmering et la plupart des modernes le prétendent ?

SECONDE PARTIE.

Expériences faites avec des fanons de baleine.

Par les motifs que je viens d'exposer, et dès le mois de décembre 1831, je fis des recherches dans

le but de remplacer les sondes et les bougies de
gomme élastique, et crus pouvoir espérer qu'un
tourneur habile transformerait des fanons de baleine en des sondes et des bougies pleines ou creuses,
qu'un chimiste trouverait peut-être le moyen de
rendre flexibles. Les difficultés de fabrication furent d'abord sérieuses, et je ne parvins à faire tourner des bâtonnets de baleine qu'après bien des re-
fus, qu'après d'interminables délais, et qu'en
souscrivant à un prix exorbitant de main-d'œuvre.
J'étais à peu près persuadé de l'impossibilité qu'il y
avait d'atteindre le but que je m'étais proposé,
quand on m'indiqua un bon ouvrier auquel je m'a-
dressai le jour même. M. Justin Rivière, tourneur
à Bordeaux, me servit avec empressement, résolut
le problème de la construction des instrumens pro-
jetés, et me remit bientôt (*avril* 1832) un assorti-
ment de sondes et de bougies en baleine de tous les
calibres, parfaitement tournées, d'un beau poli et
d'une perfection de forage sur laquelle je ne comp-
tais guère, vu la charpente toute fibreuse des fanons.

Après avoir acquis la certitude d'une bonne fabrication, j'espérai que M. Fauré, chimiste très-
distingué de Bordeaux, parviendrait à rendre ces
instrumens flexibles, tout en leur conservant un
beau poli, et la solidité nécessaire à leur usage.

Lorsque je remis des fanons de baleine à M. Fauré,
pour qu'il les soumît à l'action de l'acide hydro-

chlorique, comme auraient pu l'être des os, il lui sembla qu'il n'y avait pas d'analogie entre ces deux substances. L'analyse chimique lui fit en effet découvrir que cette matière animale était composée, presque en entier, d'une substance analogue au mucus (principe constituant des cheveux, des poils, de la corne); qu'elle ne contenait pas sensiblement de gélatine; que sa charpente toute fibreuse n'était point formée de sels calcaires, et qu'on n'y trouvait que quelques sels ammoniacaux et de soude qui, joints à la matière animale, constituaient leur organisation.

Voici le résultat du travail de M. Fauré sur les fanons de baleine, écrit par lui-même en juin 1832 :

« Les fanons de baleine sont trop connus pour que je croie nécessaire de retracer ici leurs caractères physiques. Je me bornerai à n'indiquer que ce qui est relatif à leur composition chimique.

» Les fanons de baleine entiers peuvent être mis en macération dans l'eau, l'alcool, l'éther, les acides affaiblis, sans qu'ils éprouvent d'altération sensible. Râpés et soumis à l'action de l'eau en ébullition prolongée, ils se gonflent, et ce liquide leur enlève de huit à dix pour cent de matière muqueuse contenant un peu de gélatine.

» L'alcool et l'éther bouillans enlèvent aux fanons bien divisés deux à deux et demi pour cent de matière grasse analogue à la graisse, et formée, comme elle, de deux corps, dont l'un est plus concret que l'autre.

» Les acides affaiblis ont peu d'action, même à chaud, sur les fanons, à moins qu'ils n'aient dix degrés de densité. Alors leur action est plus ou moins rapide, suivant leur concentration : les acides nitrique, sulfurique et hydro-chlorique concentrés les détruisent, le premier en entier, et les deux autres en presque totalité.

» Les alcalis caustiques et sous-carbonatés sont les agens chimiques qui ont le plus d'action sur les fanons de baleine. A froid, ils les divisent et en dissolvent une grande partie; à chaud, tout est à peu près dissout. La saturation de ces alcalis par un acide étendu, laisse précipiter en grande partie la matière animale.

» Soumis à l'action du calorique, les fanons de baleine se colorent, se fondent et brûlent en dégageant une épaisse fumée qui répand l'odeur de corne ou de crin brûlé. Leur combustion complète dans un creuset fermé a fourni un charbon très-noir, léger, spongieux, pesant environ un douzième du poids employé. Ce charbon, incinéré à l'air libre, a perdu moitié de son poids; les cendres obtenues étaient très-légères, et composées d'hydro-chlorate de soude et de magnésie, de sulfate et de phosphate de chaux, de silice, d'oxyde et de sulfure de fer.

» Du résumé de cet examen je conclus que cent parties de fanons de baleine sont composées de :

(8)

Mucus (analogue à celui de la corne).......... 91,75
Gélatine 1,50
Matière grasse....................................... 2,50
Hydro-chlorate de soude et de magnésie..... 1,15
Sulfate et phosphate de chaux................... 00,75
Silice, oxyde et sulfure de fer.................... 1,25

                                         98,90
        Perte inévitable............ 1,10

                           100,00 (1) »

Ce mécompte et les dépenses que j'avais faites ne me découragèrent pas, car je résolus sur-le-champ de faire de nouvelles recherches.

———

TROISIÈME PARTIE.

Des sondes et des bougies en gélatine de l'ivoire.

———

La composition chimique des os, mais surtout la facilité avec laquelle on sépare de leur trame organique les sels calcaires qu'ils contiennent, en les traitant par l'acide hydro-chlorique très-étendu, me parurent devoir concourir efficacement à rem-

---

(1) Voyez pour plus de détails le *Journal de Pharmacie et des Sciences accessoires.* Paris, 1833 ; t. 19, p. 375.

plir mes vues. Je fus néanmoins embarrassé tout d'abord en songeant que les os longs de quelques grands quadrupèdes, les seuls qui pussent me servir en apparence, avaient des extrémités dont la substance est spongieuse, et un corps dont la forme et le canal médullaire, qu'ils renferment, s'opposaient à ce que je pusse en faire des cylindres réguliers ayant vingt-sept à trente centimètres de long, et onze millimètres au moins de diamètre (1). Force me fut donc de recourir à l'ivoire, qui est de même nature que les os proprement dits, bien que j'eusse préféré me procurer à bon marché des défenses de narwal, qui sont presque droites, ont près de trois mètres de long, et sont une sorte d'ivoire très-compacte.

Ayant été appelé par un capitaine de navire pour lui donner des soins, je vis, sur sa cheminée, une belle défense de narwal qu'il s'empressa de m'offrir dès que je lui eus demandé quelques renseignemens touchant les moyens de m'en procurer de pareilles. J'acceptai le cadeau de mon client, fis scier la défense par longueurs de vingt-sept centimètres, en remis à M. Fauré pour qu'il les soumît à l'action de

---

(1) Peu satisfait néanmoins de ces données sur les os, j'en fis tourner quelques morceaux par M. Justin Rivière, le tourneur de Bordeaux que j'ai déjà cité, les traitai par l'acide hydrochlorique, et acquis bientôt la certitude qu'ils ne pourraient servir à rien, tant leur surface, bien que parfaitement polie par l'ouvrier, avait été altérée par le dépouillement des sels calcaires.

l'acide hydro-chlorique étendu, expérimentai de mon côté sur plusieurs morceaux entiers ou divisés, et fus convaincu, comme M. Fauré le fut lui-même, et comme les Sociétés de médecine et médicale d'Emulation de Bordeaux purent s'en convaincre aussi, lorsque je les leur montrai, que les défenses de narwal ne pouvaient remplacer en aucune façon l'ivoire ordinaire, tant la surface des morceaux ramollis était rugueuse, chagrinée, et tant ils s'étaient déformés pendant leur séjour dans l'acide hydro-chlorique étendu. J'ai cherché aussi, mais inutilement, à me procurer des défenses de morse (vulgairement *vache marine, cheval marin, béte à la grande dent*), qui sont employées dans les arts, et dont l'ivoire est le plus serré, le plus brillant et le plus dur de tous.

En février 1832, j'achetai une défense d'éléphant à M. Simon, tourneur de Bordeaux, chez lequel je fus conduit par M. Bataille le fils, fabricant d'instrumens de chirurgie. Je fis *débiter* avec la scie quatre morceaux d'ivoire carrés, ayant six millimètres de diamètre, vingt-cinq centimètres de long chacun, puis je les arrondis à la lime, leur donnai un assez beau poli, et les mis dans un vase contenant de l'acide hydro-chlorique très-étendu, que je plaçai dans un lieu où la température était basse. Quand les sels calcaires furent dissous, il ne resta plus que le squelette cartilagineux et transparent de l'ivoire, qui n'avait fait que perdre une partie de son poids, en conservant sa forme et son volume, et qui était devenu flexible et tenace, à peu près comme le tissu fibro-cartilagineux. Je lavai cette substance à un courant d'eau froide jusqu'à ce que l'acide fût enlevé, et la laissai se dessécher à l'air libre. Cette dessiccation occasionna un certain retrait du cartilage, des rides longitudinales, son aplatissement, de la dureté, une teinte jaunâtre et une translucidité douteuse, tandis qu'une immersion de deux heures et demie à trois heures dans l'eau froide fit recouvrer à cet ivoire, dépouillé de ses sels calcaires, sa forme ronde, sa demi-transparence blanchâtre, et provoqua une augmentation de diamètre d'un tiers.

Quand ces premières expériences furent terminées, je m'occupai de la fabrication des sondes et des bougies creuses. Quoique j'eusse été très-satisfait du travail de M. Rivière, qui avait parfaitement tourné les instrumens en baleine dont j'ai déjà parlé, je ne crus pas devoir lui confier cette nouvelle fabrication, tant son atelier était continuellement fréquenté par des personnes intelligentes, et tant je tenais alors à ce qu'on ne pénétrât pas mon secret. J'allai conséquemment chez M. Poitevin dans les premiers jours d'avril 1832. Cet ouvrier, habitant la rue de la Petite-Taupe à Bordeaux, me comprit bien, divisa la défense d'éléphant, que j'avais achetée chez son confrère M. Simon, en carrés longs de vingt-sept centimètres, ayant onze millimètres de

diamètre, les tourna, et en fit des sondes auxquelles
il ne perçait les yeux ou un seul œil qu'après avoir
terminé le forage. Les quatre ou cinq premiers instrumens furent gâtés à cause du peu d'ensemble
qu'il y eut d'abord entre les mouvemens du foret,
dont l'extrémité libre *fouettait* en décrivant un cône,
et la main vacillante de l'ouvrier poussant l'ivoire
sur le foret. L'épaisseur des parois de ces cylindres
creux était du reste fort inégale, quelques points
furent transpercés, et l'introduction difficile et sac-
cadée d'un mandrin bien calibré me démontra toutes
les imperfections de ces premiers essais. J'espérai
néanmoins remédier à ces vices de fabrication en
faisant apporter quelques modifications dans le forage des sondes, finis par y réussir, et pus avoir
ainsi une dizaine de ces instrumens en ivoire parfaitement calibrés, et à parois très-égales de l'une
à l'autre extrémité.

Le problème de la fabrication étant résolu, je
m'occupai de faire transformer tout ce qui me restait de la défense d'éléphant en bougies pleines et
creuses de diamètres variés. Lorsque j'eus ramolli
ces instrumens à l'aide de l'acide hydro-chlorique,
et que je voulus courber les sondes, j'eus le déplaisir
de voir les yeux se fendre sans que je pusse d'abord
trouver un moyen propre à empêcher que ce très-
grave inconvénient ne se reproduisît. En y réflé-
chissant un peu cependant, je crus pouvoir vaincre
toutes les difficultés. Pour cela, mais seulement après

n'avoir dépouillé l'ivoire que d'environ la moitié des sels calcaires qu'il contient, pour le réduire à l'état de demi-gélatinisation, je recouvris la circonférence des yeux des sondes, en dedans et en dehors, d'une couche de cire jaune ramollie, afin que ces instrumens, étant de nouveau soumis à l'action de l'acide hydro-chlorique étendu, en fussent préservés sur les points indiqués. Beaucoup plus tard M. Fauré se servit, dans le même but et avec des avantages marqués, d'un emplâtre préparé avec la cire, la résine et l'huile, en proportions convenables. Ces deux expédiens, le dernier surtout, réussirent on ne peut mieux; je n'eus plus à redouter l'inconvénient que je viens de signaler, et complétai de la sorte le mode de construction de mes instrumens.

Arrivé à ce point de mes recherches et de mes expériences, il me restait à faire l'application de ces instrumens sur le vivant. Leur introduction dans l'urèthre de plusieurs malades fut facile, n'occasionna pas de douleur, mais ils se ramollirent bien vite, me parurent avoir une grande tendance à se dissoudre, se fendirent selon leur longueur, devinrent inservables et d'un usage dangereux. Ne connaissant alors aucun moyen qui pût conserver intactes les sondes et les bougies que j'avais inventées, je dus renoncer à leur usage.

Quoi qu'il en fût de ces mécomptes, les difficultés incessantes que je trouvais dans le traitement des rétrécissemens de l'urèthre me décidèrent à reprendre mes expériences en sous-œuvre, et à chercher opiniâtrément un moyen à l'aide duquel je pusse conserver indéfiniment les instrumens dont il est question. Les démarches que je fis auprès de quelques-uns de mes cliens, négocians à Bordeaux, m'ayant démontré qu'il fallait me pourvoir ailleurs, j'écrivis à M. Crenet, rue Quincampoix, 69, à Paris, qui me répondit dans les termes suivans (1) :

« Paris, le 12 décembre 1833.

» *Monsieur Cazenave, à Bordeaux.*

» J'ai bien reçu la lettre que vous m'avez fait l'honneur de m'écrire, en date du 9 courant.

» Pour y répondre, je vous dirai, Monsieur, qu'en raison du prix élevé de l'ivoire et de la difficulté de trouver la longueur que vous me désignez, dans une direction droite, les morceaux d'ivoire, qualité ordinaire, de onze pouces de long sur cinq lignes de diamètre, carrés, reviendront à environ quatre francs cinquante centimes pièce, arrondis au tour cinq francs à cinq francs vingt-cinq centimes environ, suivant la précision qu'il faudrait y mettre.

» Je désire, Monsieur, que vous trouviez ces

---

(1) M. Bataille, fabricant d'instrumens de chirurgie à Bordeaux, m'avait indiqué M. Crenet.

prix à votre convenance, et vous prie d'agréer l'assurance de mes très-humbles salutations.

» Pour Charles Crenet fils :

» *Signé* Auguste Crenet (1). »

Les prix indiqués par M. Crenet étant trop élevés, je priai mon ami M. Salabert, qui a des relations avec Dieppe, où l'on fait un commerce très-étendu de l'ivoire, de me faire acheter, dans cette ville, deux fortes défenses d'éléphant, que je reçus le 25 janvier 1834. Je fis diviser ces défenses en bâtonnets longs et carrés, et en fis faire des sondes pourvues d'un ou de deux yeux, et des bougies pleines et creuses de tous les calibres.

Ainsi qu'on a pu le voir dans le courant de ce travail, j'étais parvenu à bien faire tourner les sondes et les bougies, à forer supérieurement les premiers de ces instrumens, et à empêcher que l'œil ou les deux yeux dont ils sont percés se fendissent ; mais je n'avais encore découvert aucun moyen propre à conserver indéfiniment la gélatine de l'ivoire qui serait introduite chaque jour dans l'urèthre et la vessie, à l'empêcher de se dissoudre tout en conservant sa solidité, sa flexibilité, son

______

(1) L'original de cette lettre, timbré aux bureaux de poste de Paris et de Bordeaux, est joint au manuscrit que je lus le 2 juin 1840 à l'Académie royale de Médecine de Paris, dans les archives de laquelle il a été déposé.

beau poli, et le velouté, le visqueux, le glissant de son contact.

Le tannage, à l'aide duquel on prépare les peaux pour en faire du cuir, me donna l'idée de tanner la gélatine brute de l'ivoire. Je fis, dans ce but, de nombreuses expériences avec différentes substances contenant du tanin, m'arrêtai à n'user que d'une légère infusion de noix de galle, et obtins de la sorte que cette gélatine fût parfaitement insoluble dans l'eau, et inaltérable à l'air. Quoi qu'il en fût de ces propriétés acquises par le tannage, je dus ne pas continuer mes expériences, puisque les instrumens tannés avaient acquis quelques-unes des propriétés du cuir, étaient devenus raides, rugueux au toucher, provoquèrent de l'irritation, des spasmes de l'urèthre, et firent souffrir les malades chez lesquels j'essayai d'en faire l'application. M. Fauré, pensant qu'il parviendrait à bien préparer les sondes et les bougies en n'usant que d'une infiniment petite quantité de tanin pur, fit à son tour des expériences qui ne réussirent pas, et à l'aide desquelles il n'obtint que des instrumens assez fortement colorés en brun, raides, élastiques, ayant une grande tendance à se redresser, à peu près dépourvus du glissant et du visqueux de l'ivoire ramolli, produisant une impression douloureuse sur l'urèthre, et d'une marche difficile à travers ce canal. — Toutefois, et après des essais répétés, le même chimiste parvint à préparer des sondes et des bougies souples et résistantes dont on pourra se servir dans quelques circonstances tout-à-fait exceptionnelles. Ce mode de préparation consiste à faire dissoudre un décigramme de tanin pur dans cent grammes d'eau distillée, à filtrer cette solution pour s'assurer qu'aucune molécule de tanin non dissout ne vient s'appliquer sur les sondes, et à faire macérer les instrumens dans ce solutum astringent autant de temps qu'on devra les laisser dans la solution saline que j'indiquerai plus tard.

De nouvelles recherches et de nouvelles expériences faites en avril, mai, juin et juillet 1834, ne m'avaient rien appris touchant la conservation de mes sondes et de mes bougies comme je l'entendais, quand des observations répétées firent tous les frais de cette découverte.

Je fis des essais variés et des expériences que je renouvelai chaque jour pendant sept mois, en usant du moyen conservateur que je venais de découvrir, afin d'être bien sûr que les nouveaux instrumens seraient inaltérables, se prêteraient à toutes les exigences de la pratique, et remplaceraient avec beaucoup d'avantages les sondes et les bougies dites de gomme élastique. Ayant eu, dans le courant de ces sept mois, plusieurs malades à traiter de rétrécissemens de l'urèthre, et de prostatites lentes ou chroniques, je les sondai toujours avec mes algalies, laissai souvent et long-temps ces instrumens à demeure, dilatai l'urèthre tantôt avec des bougies creuses, et tantôt avec des bougies pleines, sans qu'elles se détériorassent et perdissent de leurs propriétés, bien que, pour les soumettre à toutes les épreuves, je les laissasse sécher pour les ramollir ensuite en les mettant dans l'eau froide. Durant le même espace de temps je tins quelques-uns de ces instrumens plongés dans de l'urine dont la température était constamment maintenue à 32° Réaumur, urine que je renouvelais toutes les quarante-huit heures. Ils demeurèrent intacts, prêts à servir, et sans altération aucune après cette épreuve ; il y a plus, la gélatine de l'ivoire, préparée par mon procédé, est inaltérable par l'eau bouillante comme le sont naturellement les cartilages des oreilles, du nez, de la trachée-artère, et celui des extrémités des os destinés à se mouvoir les uns sur les autres.

Voici le détail très-précis de quelques-unes des expériences dont je viens de parler :

Les bougies pleines n.º 6, mises dans l'eau bouillante pendant deux heures, se courbent, se raccourcissent de cinquante-cinq millimètres, augmentent de volume, se redressent fortement quand on les courbe en arc, sont très-élastiques dans le sens de leur longueur, et ne se dissolvent pas. Les sondes du même diamètre, placées dans les mêmes conditions et pendant le même espace de temps, augmentent de calibre, se raccourcissent de quarante millimètres, se courbent, deviennent très-élastiques, reprennent leur courbe accidentelle après avoir été allongées, demeurent insolubles, mais sont inservables comme les bougies dont je viens de parler.

Les bougies pleines n.º 4, laissées pendant trois heures dans de l'eau marquant 70º Réaumur, se gonflent très-sensiblement, se raccourcissent de quarante millimètres, et sont très-élastiques dans le sens de leur longueur. Laissées à l'air libre, elles s'aplatissent, jaunissent, et deviennent transparentes au fur et à mesure qu'elles perdent de leur humidité. Ces mêmes instrumens, étant mis dans de l'eau froide, recouvrent, non pas leur longueur première, mais toutes les propriétés qu'ils avaient avant d'être soumis à l'action d'une aussi forte chaleur, et pourraient servir si l'on n'était pas obligé de tenir compte de leur raccourcissement.

Les sondes et les bougies pleines et creuses de tous les calibres, soumises pendant un temps indéterminé à l'action de l'eau chaude marquant 50º Réaumur, augmentent de diamètre, mais voilà tout : elles conservent d'ailleurs toutes leurs propriétés, ainsi que l'a constaté M. Fauré, qui a bien voulu répéter cette dernière expérience.

D'après ce que je viens d'exposer touchant mes expériences, on a dû pressentir que je pouvais conserver à volonté les sondes et les bougies à l'état sec et dur, ou ramollies et flexibles. Toutefois il est préférable d'en avoir à l'état sec quand on a besoin de se déplacer, et de les plonger pendant trois heures dans de l'eau distillée froide avant de s'en servir, ou cinq minutes dans de l'eau distillée tiède si on est pressé de les ramollir. On pourra néanmoins, et l'on devra même en avoir de molles toutes préparées pour les cas urgens (1). Voici du reste les expériences que j'ai faites à ce sujet :

Une bougie n.º 1, mise dans de l'eau froide à sept heures, est assez souple demi-heure après pour être introduite dans l'urèthre sans se replier, a conservé son aplatissement, est à peine visqueuse et glissante, et n'offre rien de rugueux sur les divers points de sa surface. Des sondes n.º 6, placées dans le même liquide et à la même température pendant une heure, sont assez souples, aplaties, non rugueuses, un peu glissantes, et assez résistantes pour être introduites sans mandrin. Des bougies pleines et creuses n.º 6, examinées après une heure de séjour dans l'eau froide , sont plates , évidemment souples , glissantes, visqueuses , et assez résistantes pour qu'on puisse les introduire sans mandrin. A neuf heures, c'est-à-dire après un séjour de deux heures dans l'eau froide , ces mêmes bougies sont encore plus souples, légèrement aplaties , plus visqueuses, plus glissantes, et peuvent encore

____

(1) Pour avoir des sondes et des bougies prêtes à servir, je les tiens dans une ou plusieurs éprouvettes pleines d'eau distillée froide que je change toutes les vingt-quatre heures, ou bien, une fois ramollies, je les enveloppe dans un linge mouillé, recouvre ce linge d'un taffetas ciré, et mets le tout dans un étui.

parcourir l'urèthre sans mandrin. A la même heure les sondes ont recouvré toute leur souplesse, leur contact visqueux et glissant, et leur forme cylindroïde.

Lorsque le fœtus est putréfié dans le sein de la mère, si on enlève la pellicule qui est à la surface des membres ou du tronc, on trouvera le derme d'un rouge brunâtre, lubrifié d'une humidité gluante, et telle que si l'on saisit l'enfant par une cuisse, par exemple, il glisse dans la main à l'instar des poissons, tels que l'anguille et la carpe, dont l'enveloppe a la propriété de sécréter une matière grasse et visqueuse. Hé bien! lorsqu'on a convenablement ramolli dans l'eau distillée froide les sondes et les bougies en gélatine de l'ivoire, elles ont un poli gluant et visqueux, elles *glissent dans la main*, et sont alors dans les meilleures conditions pour être introduites dans l'urèthre, et pour franchir les rétrécissemens sans efforts et en glissant. Mais tout ne se passe malheureusement pas aussi bien qu'on serait tenté de le croire au premier abord. En effet, bien que la matière glissante et visqueuse que je viens de signaler soit inhérente à la substance des sondes et des bougies, il n'en arrive pas moins que l'urèthre, rétréci sur un ou plusieurs de ses points, embrasse ces corps assez exactement au fur et à mesure qu'ils avancent, les dépouille de cet enduit, et ne laisse à découvert et en contact avec lui qu'une substance lisse et polie, il est vrai, mais qui a quelque chose de *poisseux* et de tout-à-fait impropre à faciliter le glissement. Ces désavantages ne sont cependant qu'apparens, et voici comment je m'y prends pour conserver le *gluant, le visqueux* et *le glissant* des sondes et des bougies en gélatine de l'ivoire : J'injecte de l'huile d'amandes douces dans l'urèthre, en enduis l'instrument dont je vais me servir, et le pousse dans le canal jusqu'à ce que je sois arrêté par un obstacle que je franchis comme si j'opérais avec une sonde ou une bougie de gomme élastique. De cette façon l'instrument pénètre sans difficulté jusqu'au rétrécissement, sans être trop pressé et sans avoir été dépouillé de la couche d'huile qui préserve sa surface du contact immédiat de l'urèthre. En continuant la manœuvre pour franchir l'obstacle, la sonde ou la bougie trouve de la résistance, ne marche qu'en éprouvant une forte pression qui dépouille en grande partie sa surface du corps huileux dont elle est enduite, pour ne laisser en rapport avec le point ou les points de l'urèthre rétrécis que la couche gluante et visqueuse à l'aide de laquelle on traverse la coarctation sans difficulté. Cette expérience, faite un grand nombre de fois, et qu'il est si facile de répéter, a toujours réussi, et m'a démontré la facilité avec laquelle on pouvait franchir tous les obstacles.

Lorsqu'il n'existe aucun rétrécissement de l'urèthre, toutes les précautions que je viens de recommander sont inutiles ; on n'a pas besoin d'hui-

ler mes instrumens, car leur enduit gluant et visqueux facilite singulièrement leur passage ; *ils glissent* comme inaperçus dans le canal, et les hommes
les plus impressionnables comme les plus timorés
n'éprouvent rien de pénible pendant le cathétérisme, pendant cette opération généralement si
redoutée.

Mes instrumens sont souples, flexibles, d'un
contact doux et inoffensif pour le canal, d'un poli
parfait, se moulent sur toutes les inflexions de
l'urèthre, n'ont aucune tendance à se briser, ne se
fondent pas dans les organes comme ils le feraient
bientôt sans le moyen que j'ai découvert pour les
préserver de ce très-grave inconvénient, ne se fen-
dent, ne s'éraillent jamais, ne sont pas élastiques,
n'ont pas une tendance à se redresser pour peu
qu'ils aient de volume, ne fatiguent conséquemment pas le canal comme le font les sondes et les
bougies dites de gomme élastique, ne sont pas
rugueux et ne s'encroûtent pas de sels urinaires.
A tous ces avantages s'ajoute celui de pouvoir faire
faire à volonté, et selon les besoins, des bougies en
gélatine de l'ivoire coniques, cylindriques, fusi-
formes et à ventre. Je prépare aussi avec la même
facilité des sondes à courbure fixe sans mandrin,
et cela en plaçant ces instrumens dans des rainures en bois d'une courbe donnée, rainures dans
lesquelles on les laisse sécher pour s'en servir au
besoin. A propos des sondes à courbure fixe, je

dois dire que je ne m'en sers plus depuis long-temps, et qu'elles seront désormais inutiles, tant on pénétrera facilement dans la vessie de tous les malades avec mes instrumens.

L'augmentation de diamètre des sondes et des bougies en gélatine de l'ivoire par l'humidité, offre des avantages incontestables pour procéder à la dilatation temporaire ou permanente de l'urèthre rétréci, et pour préparer certains malades à la lithotritie. Cette propriété dilatante, si précieuse, aurait cependant un mauvais côté quand on en userait pour les coarctations uréthrales. Il arrivera en effet, mais dans les cas seulement où le corps dilatant dépassera de beaucoup le rétrécissement, que le gonflement de la bougie sera plus considérable derrière ce point où l'urèthre est extensible et dans l'état normal, que sur ce point lui-même dont les conditions organiques sont telles qu'il ne se prêtera que fort peu à la dilatation. Partant il sera difficile de retirer l'instrument engagé, et le malade éprouvera quelques douleurs. Mais si le chirurgien a la précaution de ne pas dépasser le rétrécissement ou de ne le dépasser que fort peu, l'augmentation de diamètre de la bougie sera tout entière au profit de la dilatation, et n'aura aucun des inconvéniens que je viens de signaler.

La grande flexibilité des instrumens dont il est question, bien qu'avantageuse pour ménager l'excessive sensibilité de l'urèthre, serait cependant un

empêchement à leur introduction et à leur marche
facile dans le canal, lorsqu'il y a des obstacles à
vaincre, si je n'avais pas trouvé le moyen d'y remédier. Ce moyen consiste à armer les sondes et
les bougies creuses de mandrins en corde à boyau,
en baleine, en plomb, en argent, en platine ou en
fer, selon le degré de résistance dont on suppose
avoir besoin. Quant aux bougies pleines, je leur
donne plus ou moins de flexibilité en dépouillant
l'ivoire de tous ou d'une portion seulement des sels
calcaires qu'il contient. Il y a plus, je rends flexibles
ou résistans, selon les besoins et les indications qui
se présentent, tels ou tels points de ces instrumens,
en laissant les uns soumis plus ou moins long-temps
à l'action de l'acide hydro-chlorique faible, et en
mettant les autres à l'abri de son action à l'aide de
la pâte composée de cire, d'huile et de résine dont
j'ai déjà parlé. Je puis enfin, grâce à un phénomène chimique qui est constant pendant la préparation de mes instrumens, je peux donner à volonté
des degrés variés de souplesse ou de résistance aux
derniers cinquante-cinq millimètres environ de
l'extrémité vésicale des sondes et des bougies, selon
que j'ai besoin de l'une de ces conditions pour parcourir l'urèthre. Voici quel est le phénomène chimique en question : au fur et à mesure qu'une portion de l'acide hydro-chlorique employé à la préparation de mes instrumens se sature des sels calcaires de l'ivoire, il devient plus dense, gagne le fond

du vase, et n'agit plus que faiblement et à la longue
sur les points des sondes ou des bougies qu'il tou-
che; tandis que l'acide non saturé gagne la partie
supérieure du vase, et agit avec une énergie presque constante. De cette façon les quatre cinquièmes
de la longueur des instrumens sont souples et complétement ramollis, quand leur dernière portion,
c'est-à-dire les cinquante-cinq millimètres constituant l'extrémité vésicale, n'est encore privée que
d'une très-faible partie des sels calcaires.

Si les sondes et les bougies en gélatine de l'ivoire
se détérioraient comme les sondes et les bougies
de gomme élastique, ce serait là un inconvénient
très-majeur et qui devrait faire renoncer à leur
usage. Il n'en est heureusement pas ainsi, et
non-seulement ces instrumens, étant convenablement préparés, se conservent indéfiniment, mais
ils peuvent encore être introduits en toute sûreté
dans l'urèthre d'un sujet sain après avoir séjourné
dans celui d'un malade porteur, soit d'une blen-
norrhagie, soit de chancres, soit de bubons, soit
de tout autre symptôme de syphilis. Il suffit pour
cela de soumettre l'instrument à des lavages répétés dans l'eau froide. Cette expérience, je l'ai faite
sur moi d'abord, sur des malades ensuite, et je
m'offre à la répéter quand on le désirera.

Ce ne fut qu'au mois de mars 1835, et seulement
alors, que je crus pouvoir compter sur la bonté de
mes instrumens, que je les montrai au docteur Ga-

chet, puis à **MM.** Bataille, fabricans d'instrumens de chirurgie à Bordeaux. Deux ans plus tard je les fis voir aussi à mes amis les docteurs Arthaud, de Bordeaux, et Ornano, l'un des chirurgiens les plus distingués de l'armée, puis aux Sociétés de médecine et médicale d'émulation de Bordeaux.

Quels que fussent les risques que j'avais à courir de me voir devancé par quelqu'un pour mon invention, je dus ne pas me hâter de la publier ; je dus remédier à quelques imperfections de détail dont mon procédé conservateur de la gélatine de l'ivoire était entaché ; je dus enfin prendre mes précautions en adressant un paquet cacheté à l'Académie royale de médecine de Paris pour m'assurer la priorité (1), et ne publier mes travaux et leurs résultats qu'après sept ans de patientes et de coûteuses recherches. Il a fallu, comme je l'ai dit avec **M.** Lallemand au commencement de ce travail, que je susse attendre les résultats quelquefois bien lents de l'expérience, car rien ne peut la remplacer dans les sciences.

Long-temps avant que je fusse en mesure de publier le procédé à l'aide duquel je rends mes instrumens indestructibles, et comptant d'ailleurs

______

(1) Ce paquet, adressé en 1838 à **M.** le Secrétaire perpétuel de l'Académie royale de médecine de Paris, qui m'en accusa réception, renferme la description et le mode de préparation des sondes et des bougies en gélatine de l'ivoire. — Voyez le compte rendu de la séance de l'Académie du 2 juin 1840. *Gazette médicale*, 1840, n.º 23, p. 363.

sur la discrétion et la parfaite loyauté de M. Fauré, de Bordeaux (1), je communiquai à cet excellent chimiste le moyen que je découvris en août 1834 de conserver indéfiniment la gélatine de l'ivoire. Cette confidence me valut des explications très-satisfaisantes, et des conseils éclairés dont je m'empressai de profiter.

Bien que je fusse parvenu à rendre l'ivoire très-flexible, et à bien préparer mes instrumens pour les conserver, cette dernière opération était toujours fort longue. M. Fauré, lui, tout en usant de mes procédés de ramollissement et de conservation, atteignit le but en moins de temps que moi, fut méthodique, positif, et prépara des sondes et des bougies de tous les calibres dans l'espace de huit jours.

Voici comment nous avons arrêté qu'il fallait procéder :

On met les sondes et les bougies en ivoire dans une éprouvette en verre ou tout autre vase allongé, qu'on remplit d'acide hydro-chlorique étendu d'eau distillée, marquant trois degrés à l'aréomètre des acides, et de manière à ce que les instrumens y plongent jusqu'à vingt-six millimètres de leur extré-

---

(1) Je saisis avec empressement l'occasion de témoigner ici toute ma gratitude à M. Fauré, qui a fait, de la meilleure grâce du monde et avec une rare obligeance, toutes les expériences et toutes les analyses dont j'ai eu besoin pour quelques-unes de mes recherches et après chacune de mes opérations de lithotritie.

mité manuelle. Vingt-quatre heures suffisent pour dissoudre les sels calcaires des sondes et des bougies n.ᵒˢ 1, 2, 3 et 4. Seulement il est nécessaire que l'extrémité des instrumens répondant au fond du vase, soit mise pendant douze heures dans de nouvelle eau acidulée, attendu que l'*acide saturé des sels,* gagnant la partie inférieure de l'éprouvette, agit beaucoup moins sur les portions d'ivoire qui sont en contact avec lui. Il faut laisser les sondes et les bougies du n.ᵒ 5 au n.ᵒ 12 plongées dans l'eau acidulée pendant quarante-huit ou soixante-douze heures, selon leur grosseur. Ce n'est que lorsque le tissu gélatineux de ces instrumens a été complétement mis à nu, et que leur *flexibilité est entière,* qu'on doit procéder à l'application du moyen conservateur que l'analyse eût été impuissante à découvrir si j'avais voulu n'en pas divulguer le secret.

Lors donc que le tissu gélatineux de mes instrumens a été *complétement mis à nu,* et que *leur flexibilité est entière,* on les essuie exactement et on les plonge dans une solution saline d'hydro-chlorates de chaux, de magnésie, d'ammoniaque et de soude neutres, faite à parties égales des sels, et dans des proportions telles que le solutum salin marque quatre degrés à l'aréomètre des sels. Les petites sondes et bougies devront séjourner quarante-huit heures dans ce solutum ; les moyennes et les grosses, de trois à cinq jours, selon le calibre.

Après cette seconde opération, les instrumens

devront être sortis de la solution, essuyés, exposés à l'air pendant vingt-quatre heures, lavés à l'eau froide, essuyés de nouveau, exposés encore à l'air pendant dix à douze heures, et serrés pour l'usage.

En résumé, je crois avoir démontré dans ce travail, 1.º que les bougies emplastiques, de cire et de corde à boyau, sont restées dans la pratique, et rendent encore de véritables services;

2.º Que les sondes et les bougies dites de gomme élastique sont les meilleurs instrumens connus jusqu'à ce jour, peuvent être regardés comme un des plus grands perfectionnemens de la chirurgie moderne, et offrent cependant de nombreux inconvéniens d'application;

3.º Que mes expériences et celles de M. Fauré sur les fanons de baleine, faites dans le but d'avoir des instrumens flexibles, d'un contact doux et inoffensif pour l'urèthre, sont demeurées sans résultat;

4.º Que les os longs de quelques grands quadrupèdes et les défenses de *narwal*, traités par l'acide hydro-chlorique, n'ont pu servir à faire des sondes et des bougies dont on pût retirer quelque avantage pratique;

5.º Que l'ivoire seul, préalablement façonné au tour, traité par l'acide hydro-chlorique faible, et dépouillé de ses sels calcaires, convient pour la fabrication des sondes et des bougies flexibles destinées à remplacer très-avantageusement les bougies emplastiques, de cire, de corde à boyau, et les sondes et les bougies dites de gomme élastique ;

6.° Que je suis parvenu, après de nombreux essais, à vaincre les difficultés de fabrication, à empêcher les yeux des sondes et les sondes elles-mêmes de se fendre, à donner à ces instrumens de la solidité, de la flexibilité, un beau poli, et un velouté, un visqueux, un glissant de contact difficiles à rendre ;

7.° Que, plus tard, j'ai découvert le moyen de rendre les sondes et les bougies en gélatine de l'ivoire indestructibles, soit par le *tannage*, soit en les traitant par une solution saline d'hydro-chlorates de chaux, de magnésie, d'ammoniaque et de soude neutres ;

8.° Que je peux conserver à volonté les sondes et les bougies à l'état sec et dur, ou ramollies et flexibles ;

9.° Enfin, que le cathétérisme, que l'usage des sondes à demeure et la dilatation de l'urèthre seront désormais des opérations exemptes de douleur, tout-à-fait inoffensives, et conséquemment acceptées et supportées sans répugnance comme sans hésitation par les malades les plus pusillanimes.

EXPLICATION DE LA PLANCHE.

N.ºs 1, 2, 3, 4, 5, 6. — Sondes, bougies et canules de divers calibres en ivoire non préparé.

N.ºs 7 et 8. — Sonde et bougie préparées et commençant à se dessécher et à se déformer.

N.ºs 9, 10, 11 et 12. — Sonde et bougie sèches, aplaties et déformées.

Il est bon d'observer que les instrumens secs, plats et déformés reprennent leur forme et toutes les propriétés que j'ai dit pouvoir leur donner en les préparant convenablement.

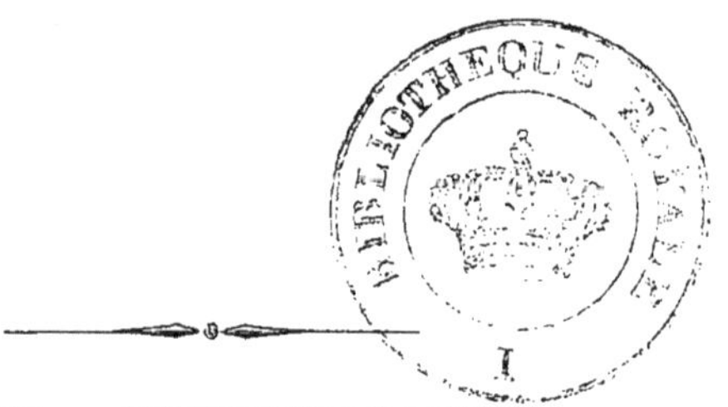

BORDEAUX. — IMPRIMERIE DE LAVIGNE,

Fossés de l'Intendance, 15.

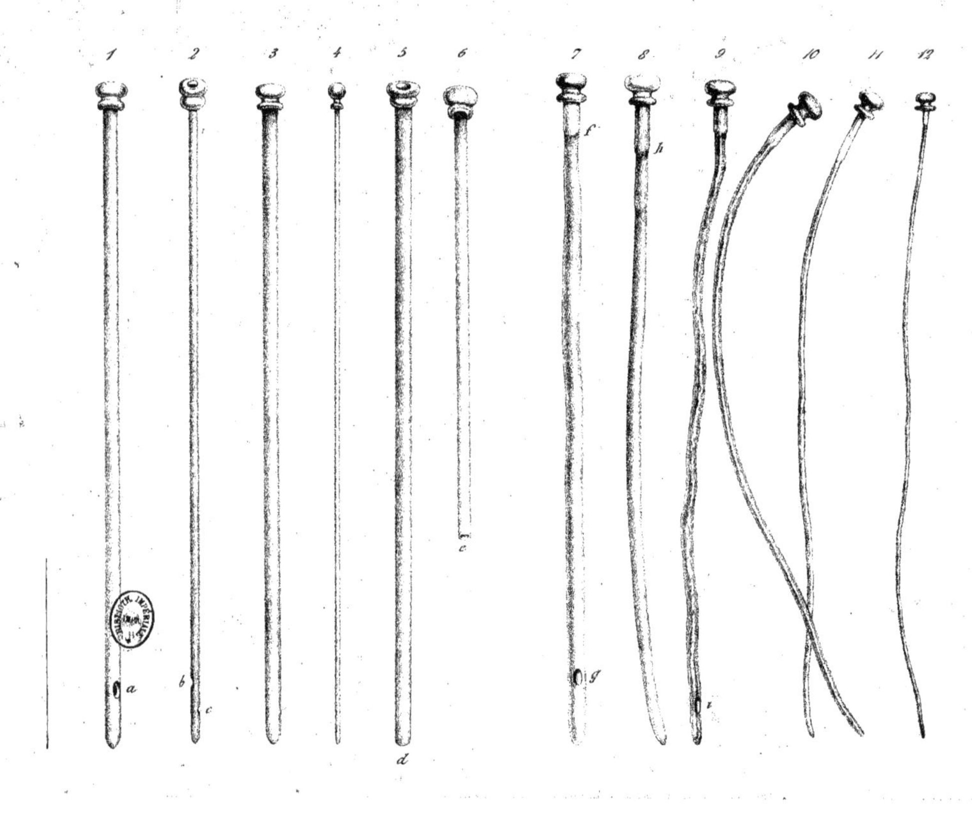

1
2
3
4
5
6
7
8
9
10
11
12
a
b
c
d
e
f
g
h
i

www.ingramcontent.com/pod-product-compliance
Ingram Content Group UK Ltd.
Pitfield, Milton Keynes, MK11 3LW, UK
UKHW020954220726
13924UKWH00002B/682